Le Pelletier.

PRÉSERVATIFS

A LA PORTÉE DE TOUT LE MONDE,

ET

REMÈDE

CONTRE LA CONTAGION

PROVENANT DU DÉRÉGLEMENT DES MOEURS,

Garanti de péril par un art salutaire,
On peut joyeusement voyager à Cythère.

PAR M. P. LE PELLETIER,

Ancien Chirurgien, Médecin-Accoucheur et Consultant; auteur du *Projet de Réforme, sollicité par la raison publique, dans l'intérêt de l'humanité*, etc.

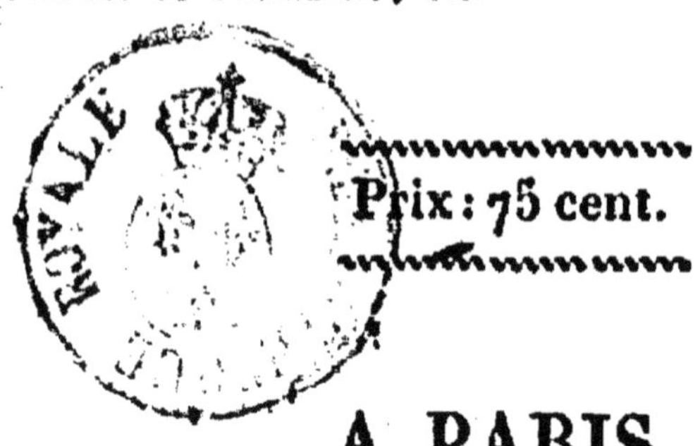

Prix: 75 cent.

A PARIS,

CHEZ L'AUTEUR, rue des Prouvaires, nº 4;
PICHARD, libraire, quai de Conti, nº 5;
Les libraires du Palais-Royal.

MDCCCXX.

AVIS AUX DEUX SEXES.

Tous les jours ouvrables, depuis le matin jusqu'à quatre heures de l'après-midi, et le dimanche, jusqu'à une heure de relevée, les personnes des deux sexes pourront, comme ci-devant, consulter M. LE PELLETIER, médecin, en son cabinet, rue des Prouvaires, n° 4, au premier, près la rue Saint-Honoré, à Paris.

On sait qu'il traite par des procédés doux, faciles et sûrs, tirés du règne végétal.

Il envoie aux personnes éloignées, qui le demandent, les médicamens spécifiques, nécessaires à la guérison des maladies pour lesquelles on l'a consulté, avec l'ordonnance ou l'instruction sur la manière facile d'en user; toutefois après qu'il en a reçu le prix.

Même maison, rue des Prouvaires, n° 4, à Paris, est la Fabrique de Bandages perfectionnés, élastiques et à ressorts, contre les hernies, vulgairement appelées descentes, dirigée par M. LE PELLETIER.

On y vend en détail comme en gros; on expédie dans les départemens et à l'étranger; on fait la fourniture des hôpitaux civils, militaires, de la marine, et les envois aux colonies, à juste prix.

Les personnes qui voudroient avoir des bandages de ladite Fabrique, sont invitées à comprendre dans leurs lettres d'avis un fil donnant la mesure des bandages qu'ils demandent, prise autour du corps, à la hauteur de la descente. Ils indiqueront en même temps le volume, le côté et la partie où elle est située.

(*Il faut affranchir les lettres pour qu'on les reçoive.*)

PRÉSERVATIFS

A LA PORTÉE DE TOUT LE MONDE,

ET

REMÈDE

CONTRE LA CONTAGION PROVENANT DU DÉRÉGLEMENT DES MOEURS.

COMMANDÉ par les sages de tous les temps, sollicité par les chastes pratiques des patriarches, par les conseils, la conduite exemplaire des bons chefs de famille; protégé par la sévérité des lois anciennes et modernes, et la surveillance des magistrats, les vertus morales ne prédominent qu'imparfaitement les déréglemens anti-sociaux que font éclore et pulluler le défaut d'éducation, l'égoïsme, l'esprit de contradiction, l'entraînement des passions effrénées, les mauvais exemples, l'empire et le hasard de quelques circonstances, et l'usage mal entendu des facultés dont la nature a doué l'espèce humaine; d'où suit que le déréglement des mœurs est inextricable de la société, où se rencontrent toujours des individus vicieux, viciés et contagieux, sous plusieurs rapports; ce qui réduit

1.

les gens sensés à transiger avec les pervers, afin d'arrêter dans leurs seins fangeux les émanations virulentes qui, sans cette transaction prévoyante, perpétueroit l'infection, et multiplieroit le nombre des victimes. Ces considérations nous dirigeront, au mépris des sophismes que voudront tirer du présent opuscule, les pauvres d'esprit, les gens à préjugés, les hypocrites, et les envieux, éternels détracteurs des œuvres d'autrui.

Les maladies qui affligent l'espèce humaine ont pour causes : les effleuves ou les émanations délétères, contagieuses des temps et des lieux ; tous les accidens inopinés, les vices héréditaires, et l'intempérance.

Entre toutes les maladies, il en est une bien remarquable, que l'on ose à peine nommer, crainte d'alarmer la pudeur, parce qu'elle est le fruit amer d'actions impudiques et honteuses. Les personnes de l'un et l'autre sexe, qui en sont atteintes, se reconnoissent si coupables, qu'elles n'osent s'en plaindre, ni dévoiler leur disgrâce, dans l'appréhension du mépris que ce malencontre leur attire. Malgré les souffrances qui l'accompagnent, et ses suites dangereuses, ces individus se condamnent à gémir dans l'ombre, et à se traiter en secret de leurs maux hideux, non sans risques ; car le voile mystérieux dont elles ont si grand soin de s'envelopper, les empêche de recourir aux médecins de profession, seuls capables de leur administrer méthodiquement les secours et la guérison radicale; et, pour combler en quelque sorte leur infortune, lors même que ces malades prennent la résolution de s'adresser à un docteur en l'art de guérir, il arrive, *ce qui est certainement bien étrange*, que ce docteur, enchaîné par un préjugé absurde, refuse inconsidérément son ministère au traitement de ce mal, comme si la honte des libertins lui devenoit personnelle, lorsqu'il en est consulté, et qu'il veuille les écarter comme des pestiférés dont il redoute l'approche contagieuse. Comment un tel préjugé peut-il pénétrer dans l'esprit d'un docteur en médecine? Peut-il ignorer qu'il ne remplit bien sa mission, qu'en alliant à l'exercice de son art l'amour de Dieu et des hommes; n'apercevant dans les malades qui réclament son secours, que l'humanité en péril, à laquelle il doit impartialement tendre une main bienfaisante? En méprisant les grossièretés de la tourbe des impudens qui, bestialement, gratifie du nom de charlatans les médecins qui se livrent au traitement du mal contagieux dont est ici question; car ces balourds juges, à grandes oreilles, ne savent pas, et ne peuvent comprendre que le nom de charlatan ne peut s'entendre que du malhonnête homme qui n'a d'autre guide que son impudence, et d'autre but que de faire des dupes.

Sans doute que l'homme qui prouve des titres légaux et des connoissances utiles dans l'exercice de sa profession, au lieu d'être signalé injurieusement, doit au contraire être respecté et encouragé par le concours d'estime de ses concitoyens. Mais l'estime est calme et peu démonstrative, tandis que l'engeance des ânes a un malin plaisir à brailler.

Toutefois, pour l'intérêt universel, franchissons l'insidieuse répugnance que de sots préjugés et la mauvaise foi ont trop long-temps insinuée contre un mal contagieux, qui doit d'autant plus sérieusement être pris en considération et fixer l'attention générale, que ce mal est plus fréquent, qu'il présente un plus grand nombre de nuances et de complications graves, difficiles à apprécier et à traiter. Que désormais aucun docteur en médecine ne refuse plus son savoir et ses bons offices, à l'effet de guérir radicalement les maux v........, parce que tel qu'il n'est que trop souvent arrivé, en repoussant les personnes affectées de la siphilis, ce seroit encore en faire des victimes et le patrimoine des imposteurs; car, faute d'un bon traitement, véritablement dépuratif, les malades mal traités et non guéris propagent le redoutable virus de la grosse v.....

On a beaucoup discuté sur l'origine de la siphilis, vulgairement appelée maladie vénérienne. Je présume que cette origine se perd dans la nuit des temps passés ; ce qui, dans le fond, est peu important à découvrir, l'essentiel étant de la reconnoître, malgré les complications qui la déguisent, et de savoir la guérir là où elle existe, en modifiant le traitement suivant les idiosyncrasies, etc.

Cette maladie végète insensiblement, quelquefois durant plusieurs semaines, plusieurs mois, même plusieurs années, latente ou cachée ; mais le plus communément des symptômes la manifestent un, deux, trois ou quatre jours après en avoir pris le levain dans un commerce impur, ou par un contact même innocent.

Quand le virus a récemment empoisonné la source où soi-même on l'a nouvellement puisé, on peut le neutraliser, et en guérir en peu de jours, avec le dépuratif suprême, tiré du règne végétal. On conçoit que le terme ou l'époque de la guérison se fait attendre en raison de l'ancienneté de l'infection. Ce remède dépuratif a pour base un muriate végétal extrait des squames de l'astragale à gousses velues, de Hongrie. Ce muriate végétal s'administre avec succès contre les embarras des voies circulatoires, contre l'épaisseur des humeurs qui émanent du sang, les fluxions et l'obstruction des membranes, des glandes et des viscères, contre les maux de lait, dartreux, écrouelleux et vénériens, etc. Il opère avec tant de douceur, qu'on ne s'apercoit de ses effets que par la disparition graduelle des symptômes et des accidens des maladies contre lesquelles on l'emploie; produisant en échange le retour de la santé.

Vu l'énumération ci-dessus des maladies contre lesquelles le dépuratif suprême est conseillé, quelques lecteurs s'imagineront peut-être que nous avons la prétention exagérée d'en faire un remède universel, et concevront d'autant plus de doute de ses vertus, qu'il lui en seroit attribué un plus grand nombre. Ce raisonnement ne seroit pas juste; car un même remède, et il n'en manque pas d'exemples, peut être employé efficacement dans plusieurs cas, d'apparence opposés, où notre raison et nos systèmes sont contraints de se taire devant l'expérience dont les faits sont positifs quoiqu'incompréhensibles.

« L'observation dévoile de grands rapports » entre toutes les maladies que l'on regarde » généralement comme virulentes, et il est

» probable qu'elles sont l'effet d'un seul et
» même âcre ou virus, qui se modifie ou se
» transforme suivant les idiosyncrasies ou les
» causes accessoires. »

M. Pujol, médecin de Castres, département du Tarn. (Voy. *Journal général de Médecine*, tom. XVI, pag. 456.)

Le dépuratif suprême, dont est ici question, se prépare et s'administre sous différentes formes : 1°. en très-petites pilules tellement concentrées, que vingt jours d'usage peuvent être renfermés dans un dé à coudre ; ce qui le rend facile à cacher et à transporter, pour les personnes qui veulent se traiter en secret, d'autant mieux que ce spécifique n'exige, durant son usage, d'autre régime que la sobriété, les alimens doux, et la propreté ; 2°. en poudre, pour être pris entre deux soupes, ou dans de la marmelade de fruit cuit ou délayé et fondu dans un verre d'eau auquel on ajoute un peu de sirop de guimauve, d'orgeat, de violette, ou de capillaire ; 3°. en sirops et autrement modifié, selon le sexe, l'âge, le tempérament, la profession, la position particulière, la commodité et le goût de chaque malade (1).

(1) On ne peut se procurer le muriate dépuratoire d'astragalus que par mon entremise, attendu qu'il n'en existe pas dans le commerce des médicamens. Voyez ce que j'en dis dans mon ouvrage intitulé : *Répertoire des amis de la santé*, page 63, et ma Déclaration, même ouvrage, page 70. (*Note de l'auteur.*)

Traitement dépuratif, sa distinction en traitement de précaution, et en traitement de nécessité.

Le traitement dépuratif, considéré en général, consiste dans l'observation méthodique et suffisamment prolongée d'un régime doux, le choix raisonné, et la juste application des spécifiques propres à opérer le retour de la santé.

Le traitement dépuratif se divise en traitement de sûreté ou de précaution, et en traitement de nécessité.

Le traitement de sûreté doit être considéré comme une précaution sage, propre à tranquilliser l'esprit sur les dangers de l'avenir.

Il se met en pratique, 1°. quand on a des inquiétudes sur l'état de sa santé, et qu'on appréhende de porter en soi le germe funeste d'un mal dont le caractère seroit de végéter lentement, et plus ou moins secrètement, pour éclater tôt ou tard avec d'autant plus de danger, qu'il seroit moins prévu; 2°. quand on présume être atteint d'un virus, et qu'on en veut prévenir l'explosion; 3°. quand on se rappelle de n'avoir pas suivi exactement, ou assez long-temps, le traitement convenable aux maladies virulentes dont on s'est précédemment trouvé affecté, et qu'on a dessein de réparer ses négligences; 4°. quand, ayant mené une vie déréglée, on veut enfin s'établir sans être tourmenté de la crainte d'infecter une épouse fidèle, d'où suit l'existence des enfans malsains; car on sait que des parens vicieux transmettent à leurs rejetons le levain des infirmités héréditaires.

Le traitement est de nécessité, quand un virus morbifique, assimilé aux humeurs d'un individu, y porte un principe de corruption, et que les signes visibles et certains de maladie ne laissent aucun doute sur son existence. Tels sont, par exemple, les écoulemens, des chancres, des bubons vénériens, des dartres, des exostoses, la carie qui ronge les os, les douleurs nocturnes, etc. etc.

Remarques relatives à la durée du Traitement.

Un malade ne doit pas se rebuter de la lenteur et des difficultés trop souvent inévitables de son traitement, par la raison que la maladie qui, au premier abord, paroît simple, développe et prend successivement un caractère plus grave pendant l'administration même des soins et des médicamens les mieux indiqués. Cette maladie, d'apparence bénigne, donne naissance à des affections sympathiques, enfin à des accidens qui la compliquent; ou bien elle éveille une diathèse fâcheuse, telle qu'un vice arthritique, cancéreux, etc.; ou elle est plus ancienne et plus invétérée qu'on ne le présume. Dans tous ces cas, qu'il n'est pas possible de prévoir, le traitement durera plus qu'on ne s'y attendoit.

Cependant, lorsque la maladie est simple et nouvelle, que les symptômes ne sont pas graves, et qu'elle n'est pas l'occasion de la déclaration d'un vice constitutionnel jusqu'alors latent ou caché, on peut dire, relativement à la pratique d'un traitement dépuratif, qu'il peut durer de trente à cinquante jours.

Dans le cas particulier d'un traitement antisiphilitique, il est plus sûr de se traiter quelques jours de plus qu'il ne le paroît rigoureusement nécessaire, que de cesser prématurément son traitement, comme tant de malades inconsidérés le pratiquent; qui, par ce funeste empressement, manquent souvent la guérison radicale, quoiqu'ayant été soignés par d'habiles médecins, et avoir pris de bons remèdes, mais qui ne font que pallier la maladie, faute de n'en pas user suffisamment.

L'art de guérir offre (jusqu'à un certain point), au choix des malades, différentes manières de traiter.

Dans plusieurs cas, nous administrons nos

spécifiques aux personnes qui nous consultent, sans rien changer à leur manière habituelle de vivre, parce que l'expérience nous a convaincu que l'addition d'un régime sévère et débilitant, y compris l'usage immodéré des tisanes dont on inonde l'estomac des malades, leur est souvent préjudiciable, excepté le cas de blennorrhagie.

Dans certains cas, les médicamens donnés et mêlés avec les alimens, puis digérés et élaborés conjointement, pénètrent mieux et plus sûrement dans toutes les parties du corps, où sont alors transmises ensemble par les voies circulatoires, la nutrition, la purification et la santé.

On peut aussi, par les innombrables bouches absorbantes qui perforent la périphérie, ou la surface de la peau, introduire des spécifiques, et sans crainte de repousser un virus à l'intérieur, le neutraliser ou le détruire sûrement dans la région extérieure où il se manifeste : ce qui est commode pour les malades dont la constitution délicate, très-irritable, ne peut supporter aucuns médicamens administrés par la bouche et l'estomac. Néanmoins différentes circonstances où se trouvent les malades exigent différentes modifications relatives à la manière de les traiter; ce qui ne peut être apprécié que par un médecin expérimenté.

INSTRUCTION concernant la manière de se gouverner à l'occasion des maux vénériens, et de l'usage des remèdes dépuratifs en général.

Avec les remèdes du médecin, auteur de la présente instruction, on pourra se traiter et se guérir sans rien changer à sa manière de vivre habituelle. Cependant il est plus sage de s'accoutumer peu à peu à l'observation d'un régime sobre, de n'user que des alimens doux et de facile digestion, de s'abstenir de substances salées, épicées, et de liqueurs fortes.

Le symptôme du mal vénérien, qui se manifeste le plus souvent, est la blennorrhagie, vulgairement appelée chaude-pisse. Tant d'ignorans s'ingèrent de la traiter *ab hoc* et *ab hac*, que le virus en est répercuté et poussé dans le sang; d'où résulte, tôt ou tard, la grosse vérole. Tel est aussi le résultat du desséchement prématuré des chancres siphilitiques, et des prétendues guérisons, qui n'ont produit que l'effet de renfermer, ce qu'on dit, le loup dans la bergerie.

De tous les maux vénériens, la chaude-pisse offre le cas où il soit utile de boire copieusement; alors, dans le cours du traitement, notamment durant les quinze premiers jours, on boit, de deux en deux heures, un grand verre d'eau pure, dans lequel on aura fait fondre, chaque fois, une pincée ou quatre à cinq grains de nitrate de potasse. (*On a de ce sel en réserve dans une petite boîte, ou dans un cornet de papier, qu'on tient caché dans sa poche.*) Ceux qui ont le moyen d'en faire la dépense, ajoutent à chaque verre de la susdite boisson, une cuillerée à bouche de sirop d'orgeat, ou bien de sirop de guimauve, de groseilles-framboisé, de violettes, etc. D'autres boissons, pareillement bonnes, que les malades peuvent successivement employer, en remplacement les unes des autres, suivant leurs dispositions, sont : la tisane de graine de lin et de réglisse, à laquelle on aura ajouté un scrupule de sel de nitre purifié, par chaque litre; la tisane de guimauve, fraisier et chiendent; l'eau de veau, de poulet, le petit lait nitré, etc. Durant le traitement de la blennorrhagie (*chaude-pisse*), on s'abstiendra de la bière, et on aura attention de porter un suspensoire, pour soutenir les testicules, et les garantir de l'engorgement douloureux, dit vulgairement *chaude-pisse tombée dans les bourses.*

Conjointement avec le régime et les soins ci-dessus décrits, il faut journellement et régulièrement prendre, soit la potion d'eau de santé, de rob dépuratoire, ou la dose de poudre et de pilules, ordonnée selon le temps et les circonstances.

Sur les flacons d'eau de santé, sont des traces qui indiquent le nombre des doses que lesdits flacons renferment. On en prendra, par jour, une seule dose, d'un trait, délayée dans un coup de l'une des boissons ci-devant nommées, à l'heure de sa commodité, quand on est contraint de s'en cacher; mais le mieux est de prendre la dose le soir en se couchant, à l'instant de se mettre la tête sur l'oreiller.

Une autre manière simple et bien bonne de prendre l'eau de santé dépurative, consiste à mêler la dose dans trois à quatre cuillerées de lait, pour l'avaler d'un trait; puis, sitôt après, on se rince la bouche avec un demi-verre de lait (*quatre cuillerées*) qu'on boit par dessus. Il faut avoir soin de secouer l'eau de santé dans le flacon qui la renferme, toutes les fois, au moment d'en user, et de n'en prendre que deux ou trois heures apres le dernier repas.

Les pilules dépuratives s'avalent l'une après l'autre, ou plusieurs ensemble, selon que les malades ont plus ou moins d'adresse à les prendre. On en facilite la déglutition ou la descente dans l'estomac, en buvant en même temps quelques gorgées d'eau pure ou sucrée, de bouillon, ou de tisane, au choix des consommateurs.

La dose des pilules dépuratives varie depuis

le poids de six grains jusqu'à trente grains au plus, par jour. Le temps de les prendre est le même, suivant les circonstances exposées ci-dessus, au sujet de l'eau de santé.

A l'égard du rob balsamé dépuratoire, et de l'eau d'or balsamique, on consultera les articles qui en traitent, dans l'ouvrage intitulé : *Répertoire nécessaire aux amis de la santé*, dont le présent Opuscule est l'appendice, que nous en avons isolé par sentiment de bienséance, et par ménagement pour les personnes chastes.

DES PRÉSERVATIFS

CONTRE LA CONTAGION SIPHILITIQUE.

La coalition des préservatifs et des remèdes éradicatifs les plus victorieux, ne pourra pas plus réussir à extirper, pour toujours, le levain de la contagion vénérienne, qu'il n'est possible de réprimer les actes privés et clandestins qui la propageront indéfiniment ; mais cette coalition sauvera un très-grand nombre de personnes, victimes du hasard, de foiblesses passagères, ou d'imprévoyance. Quel dommage que l'exercice des vertus morales et civiles ne puisse universellement passer en habitude chez tous les peuples ! Les inspirations du sens commun seroient choses naturelles et le plus puissant des préservatifs ; mais, au peu d'usage que les nations font des conseils de la raison, on diroit que ces conseils sont disséminés sur la surface du globe, comme dans un vaste désert, où ces avis ne sont aperçus que de loin à loin par des hordes sauvages, qui les laissent indifféremment en proie aux griffes des animaux féroces.......... Néanmoins les philanthropes ne doivent pas désespérer de la perfectibilité future, ni se relâcher des principes qui tendent au salut de tous.

PRÉSERVATIFS ARTIFICIELS (1).

Nous appelons préservatifs artificiels, ceux qui sont les effets de l'art; et préservatifs naturels, ceux que la nature met à la portée de tous ceux qui se conduisent chastement et raisonnablement. Nous exposerons d'abord les différens cas qui motivent le recours aux préservatifs artificiels.

Premier cas.

Si par délicatesse de constitution, foiblesse

(1) Les inconvéniens connus du fourreau dont les Anglais ont donné l'idée d'affubler le membre viril, et ceux de l'éponge préparée, conseillée aux femmes, nous dispensent d'en traiter.

d'esprit, erreur de conception, séduite par les perfides flatteries, les conseils hypocrites ou intéressés, l'aimable compagne de l'homme devient volage, l'homme, en retour, est enclin à l'abus de la liberté qu'il veut s'approprier exclusivement; tyran, inconsidéré, égoïste, il prétend que sa volonté est la loi suprême à laquelle tout doit servilement obéir; sans égard pour l'égalité, que cet usurpateur ne reconnoît et n'appelle à son secours que lorsqu'il se croit opprimé et sans capacité de résistance. Aussi, relativement à la société matrimoniale, est-il passé en habitude que l'homme est, au moins, dans sa maison, un maître absolu. La femme, qui d'abord étoit sa digne et noble moitié, voit s'évanouir insensiblement, pour elle, les rayons de la puissance qu'elle partageoit cordialement avec lui; enfin, le mari ne regarde plus sa femme que comme une ennuyeuse compagne, un témoin incommode; c'est le gardien de sa maison, qui, parfois, peut lui servir de pis-aller, quand, de loin à loin, cet être vain est ramené vers elle par caprice, réminiscence, brutalité lubrique, ou politiquement, etc. La femme sage qui se trouve dans ces circonstances déplorables, malgré sa juste répugnance et des dangers imminens, ne croit pas devoir se refuser à ses devoirs conjugaux en repoussant, avec indignation, son infidèle époux; et, par sa soumission obligée, elle s'expose complaisamment aux souillures de cruelles caresses, et faute, ou dans l'ignorance des précautions préservatives de contagion, elle reçoit et peut transmettre innocemment à sa postérité le levain de la siphilis.

Dans ce premier cas, l'homme est le seul suspect; c'est de sa part que doivent venir les précautions qui lui épargneront de vains regrets, et les remords d'avoir impitoyablement immolé, à de perfides voluptés, sa femme, les enfans qui en naîtront et leur postérité. Ainsi l'homme infidèle calmera les craintes de sa compagne, lors même qu'il n'aperçoit sur lui aucuns stigmates du mal vénérien, dès qu'il est constant qu'il s'y est exposé, par un ou plusieurs coïts avec des femmes suspectes; donc, au moment de se réunir à sa femme, il usera soigneusement des procédés prophylactiques suivans:

1°. Cet homme urinera; 2°. il se lavera bien avec la lotion que voici :

Faites fondre un paquet de muriate dépuratif dans une bouteille d'eau (froide ou tiède, à volonté), ajoutez et mettez une cuillerée à bouche d'eau d'or balsamique.

3°. Après s'être essuyé et séché avec un linge doux, il s'oindra le gland, sous le prépuce, à l'extérieur de toute la peau qui couvre tout le membre viril, avec la pommade préservative; 4°. il exécutera, le plus brièvement possible, l'œuvre de la chair; 5°. sitôt après, et sans le moindre délai, la femme urinera, puis se placera sur un petit meuble de toilette, nommé bidet, où elle se lavera promptement, avec la lotion décrite au bas de la page 20, les parties; savoir : l'entrée du vagin, les grandes lèvres, le pubis, les aines, et les parties des cuisses adjacentes des parties sexuelles; puis, après cette lotion extérieure, elle procédera, sans retard, aux lotions intérieures; pour cet effet, elle s'injectera, le plus avant possible, dans le vagin, à l'aide d'une seringue de propreté, à laquelle est ajusté un canon long, recourbé, terminé par un bouton en olive, perforé de plusieurs trous en arrosoir; cette seringue doit avoir la capacité de contenir au moins un grand demi-setier de liquide à injection; et pour obtenir la plus grande propreté, la femme remplira cinq à six fois de suite, ladite seringue, de la lotion susdite, l'introduira légèrement, et la lancera dans la partie, l'une après l'autre; ensuite elle videra la cuvette du bidet dans laquelle s'est écoulée la matière des injections devenues sales, pour reprendre de la nouvelle lotion, dont elle se lavera encore une fois les parties extérieures de la génération et les lieux circonvoisins. Pour cela, elle se préparera à fur et à mesure, la quantité nécessaire de ladite lotion, en total trois pintes, contenant en solution trois paquets de muriate dépuratif, et trois cuillerées d'eau d'or balsamique.

Si cette femme a reçu des baisers lascifs, elle se lavera soudain les lèvres, les gencives, toute la bouche, et se gargarisera soigneusement avec partie de la susdite lotion décrite pag. 20.

Second cas.

Un homme, d'ailleurs raisonnable, se laisse parfois séduire par un fol amour, par un caprice, une rencontre fortuite; néanmoins il conserve encore assez de prudence pour considérer que, sous des apparences trompeuses, le charmant objet qu'il convoite, peut dérober, même à l'insu de la belle, le germe contagieux de la siphilis; ce qui lui donne la résolution d'user des précautions préservatives; conséquemment, au moment de jouir des complaisances de cette belle, il la soumet préalablement aux lotions et injections recommandées à la femme, pages 21 et 22, à la suite du coït, dans le premier cas; tandis que, pour le second cas dont est ici question, ces soins de propreté doivent être exercés avant l'acte.

Mais, dans ce second cas, dans la supposition

que l'homme est sain, il est inutile qu'il urine et se lave d'avance; il s'oindra le membre viril de la pommade préservative; il consommera habilement, et sitôt séparé de l'objet de son errotomanie, il urinera et se lavera soigneusement avec la lotion dont la formule est exposée au bas de la page 20.

Troisième cas.

Quand l'homme et la femme qui vont s'accoupler, ont de la défiance l'un de l'autre, ils doivent simultanément user des moyens préservatifs, selon les règles ci-dessus prescrites aux premier et second cas, relativement à leur dessein et position.

Nota. — Dans tous les cas, l'homme et la femme, en sortant des bras l'un de l'autre, doivent soudain, et avant tout, boire chacun un verre d'eau pure ou sucrée, dans lequel ils auront fait fondre un paquet de muriate dépuratif, modifié pour cette circonstance.

Quatrième cas.

L'enfant, issu de père et mère malsains, naît doué d'une mauvaise constitution, d'où jaillit la débilité, la cacochymie, le rachitis, la nouure et courbure des os, les écrouelles et d'autres maux, qui tôt ou tard le font périr, si en temps opportun il n'a pas été secouru. Ce temps date de l'époque de sa naissance, jusqu'à l'âge de trois, quatre et cinq ans. Ces secours consistent dans l'application de notre méthode nutritive, dépurative; en traitant la mère ou la nourrice qui lui donne le sein durant quinze à dix-huit mois de suite; en ajoutant une dose proportionnée à son âge, de notre dépuratif suprême, mêlé à ses alimens. Mais tous les enfans, nés de parens malsains, ne sont pas dans un état assez déplorable pour exiger un traitement dépuratif, car il est d'observation que, le plus souvent, l'enfant ne prend le mal vénérien qu'au sortir du sein de sa mère, au moment où il franchit le détroit inférieur; alors les moyens préservatifs sont efficaces. On devroit même, par surprécaution, y soumettre tous les enfans à l'époque de leur naissance, ce qui ne pourroit être pris en mauvaise part, puisqu'il ne s'agit dans le fond, que d'administrer des soins de propreté, qui seront constamment bienfaisans aux enfans qui viennent de naître, et dont l'habitude universellement usitée seroit chose très-avantageuse. Il seroit fastidieux de nous expliquer plus longuement à ce sujet; les personnes douées du simple sens commun nous comprendront suffisamment.

PROCÉDÉS SANITAIRES A L'ÉGARD DES ENFANS QUI VIENNENT DE NAÎTRE.

Lors de son arrivée à la lumière, sitôt que

la ligature du cordon ombilical est faite, que l'enfant est séparé du placenta et des membranes, l'accoucheur ou l'accoucheuse qui l'a reçu, ou bien la gardè officieuse, assise à une distance convenable du feu, une cuvette entre les genoux, y plonge le nouveau-né avec précaution, et au besoin le fait soutenir par un aide; dans cette cuvette est un litre d'eau chaude, de chaleur supportable, dans laquelle on a fait fondre un paquet de muriate dépuratif, deux onces de beurre frais, puis mêlé une cuillerée à bouche d'eau d'or balsamique, et à l'aide d'une petite éponge fine et douce, immergée du susdit mélange, on lave et nettoye légèrement, parfaitement et habilement l'enfant: après quoi on l'éponge doucement, on lui applique sur le nombril la petite compresse échaucrée selon l'usage, soutenue de la bandelette ou ceinture ombilicale, puis on le coiffe, on lui passe sa petite chemise avec sa brassière; on l'enveloppe dans une couche fine et douce et dans ses langes, etc.; et au moment de le déposer dans son petit lit, on lui fait boire quelques petites cuillerées à sûcre, tièdes, du mélange suivant:—Un poisson d'eau chaude, dans laquelle on aura mêlé et fait fondre la moitié d'un paquet de muriate dépuratif avec une once de sirop de chicorée composée de rhubarbe,

On répétera pareillement l'usage de ce mélange tiède, de deux en deux heures, jusqu'à ce qu'il soit entièrement consommé, ayant attention de ne pas le répandre mal adroitement sur l'enfant, au lieu de le lui faire avaler.

Si l'enfant n'a pris le mal qu'au passage et durant l'accouchement, et qu'il soit livré à une nourrice saine, les procé és ci-dessus suffisent pour le préserver; mais si sa mère, attaquée du virus, entreprend de l'allaiter, elle doit aussitôt entreprendre son traitement, parce que les dépuratifs qui la guériront, étendront leur bienfait sur le nourisson.

RÉFLEXIONS.

Comment se fait-il que certains germes contagieux restent inertes durant plusieurs années, et tout en passant héréditairement de génération en génération, n'attaquent pas également ni en même temps tous les rejetons d'une famille, originairement entichée de virus? Par exemple, mon grand-père a souffert de la goutte; cependant, ses enfans, dont mon père est du nombre, n'en a pas ressenti la moindre atteinte; et moi, ou mes enfans en seront infirmés!... Le raisonnement qui veut tout résoudre, nous dit évasivement que cela dépend de certaines dispositions, de certaines circonstances qui font jaillir plus ou moins promptement les maux héréditaires, lesquels maux sont encore modifiés et métamorphosés suivant d'autres circonstances, selon les temps, les lieux, les variations ou les intempéries atmosphériques, les régimes particuliers, etc.; mais l'observation et l'expérience plus positive, mettent le fait en évidence, et les vanités de nos analyses s'évanouissent devant les innombrables et inexplicables phénomènes de la nature.

La siphilis est dans une catégorie analogue. Qui nous assurera que nos aïeux paternels ou maternels, séparément ou ensemble, ne nous ont point légué quelques germes, fruit de leur déréglement clandestin, et que bien innocemment, nous transmettons, à notre tour, à nos successeurs? Cette réflexion est inquiétante, car on ne sait trop comment remédier à ce fatal désordre, à moins qu'à dater d'une époque consentie unanimement, les nations, d'accord entre elles, veuillent invariablement traiter simultanément, indistinctement, par des procédés sûrs, tous les enfans qui naîtront durant environ un siècle. Mais cela est physiquement impossible; et, dans notre détresse, nous sommes encore bien heureux, des secours et du pouvoir que l'art de guérir met à notre disposition, pour repousser et neutraliser les différens virus.

LE LUXURIEUX SINGULIER.

ANECDOTE.

Les lecteurs nous feront grâce de l'obscénité de la présente anecdote, vu les données utiles qu'elle présente au sujet des préservatifs de la contagion siphilitique.

M. C***, jouissant d'une fortune immense, avec un tempérament robuste et enclin à la lubricité; inconstant comme on en voit peu, tellement que la plus belle créature, après cinq jours d'intimité, a perdu, sans retour, à ses yeux, le pouvoir de ses charmes, à l'exception, très-rare de quelques unes qui, douées de certaines manières, ont le privilége de le ravir durant dix à quinze jours!

Suivant M. C***, rien n'est plus détestable que de perdre son temps à cultiver l'amour; les jouissances, promptes et faciles, ont seules des attraits pour lui, dont le goût, d'ailleurs, n'est pas délicat, car la première venue obtient le mouchoir, ou le partage de sa couche consacrée à la volupté, et cela d'autant plus facilement qu'elle est plus jeune et lui a été jusqu'alors inconnue.

Au travers les accès de son errotomanie, jaillissent des actes de bonté remarquables.

Quand il a séduit ou obtenu une pauvre fille, en la renvoyant de son séjour, après cinq à six journées de service libidineux, il la fait habiller décemment suivant son extraction, et lui donne, en espèces sonnantes, cinq à six cents francs. Mais ce qu'on aura peine à croire d'un homme de sa sorte, aussi spirituel, aussi fortuné, abstraction faite de ses passions effrénées, une donzelle entichée et dégoûtante de mal vénérien, pourvu qu'elle soit jeune, concoure également à ses jouissances, sans lui inspirer ni répugnance ni crainte; il assouvit soudain, avec elle, son caprice, toutefois, avec la précaution d'employer, au moment du coït, des moyens préservatifs que son raisonnement lui a suggérés, et dont il a long-temps fait un heureux emploi, tant qu'il n'a pas connu les procédés prophylactiques dont est question dans le présent opuscule, auxquels il a préférablement recours. Mais comme il peut être utile en certains cas de connoître les différentes routes qui conduisent au même but, ne fût-ce que pour les comparer, choisir entre elles, ou suivre l'une à défaut des autres, nous pensons satisfaire la curiosité de nos lecteurs, en leur décrivant ici la voie, ci-devant suivie par M. C***, la voici. L'objet de sa convoitise, placé dans un bain d'eau, à la température de vingt-cinq degrés de Réaumur, y restoit trois quarts d'heure; au sortir de ce bain général, on la faisoit uriner, on lui poussoit six injections d'eau dégourdie, aiguisée d'un peu de jus de citron (*environ trois cuillerées à bouche de jus exprimé de citron, par pinte d'eau*), à l'effet de bien nettoyer le vagin et toutes les parties sexuelles extérieures; après qu'elle étoit essuyée, on lui graissoit lesdites parties sexuelles, et notamment celles qui portoient les stigmates du virus, avec trois gros d'onguent néap, d. M. C*** s'oignoit au même instant, avec ladite pommade, le membre viril et les parties qui étoient exposées aux contacts des endroits contagieux; puis, sitôt après l'acte, il se plaçoit sur un petit meuble nommé bidet, où il se lavoit soigneusement avec de l'eau de savon. Grâce à ces procédés, il n'a jamais attrappé de mal, quoique dans son avidité lubrique, il ait vu plusieurs femmes qui étoient évidemment attaquées de maux vénériens, tels que blennorrhagie, chancres, bubons ulcérés, rhagades, crêtes, condylomes, choux-fleurs, pustules, douleurs ostéocopes, etc.

Quel bizarre assemblage d'immoralité et de bienfaisance, présente ce singulier personnage, qui n'est cependant pas encore au sommet de l'échelle des vices de la sensualité? Combien d'autres individus, poussent leur abominable luxure jusqu'à la cruauté la plus révoltante? Nous nous garderons bien de mettre en scène l'un de ces effroyables originaux. Ces récits seroient trop scandaleux, et peut-être d'un dangereux exemple.

PRÉSERVATIFS NATURELS,

A LA PORTÉE DE TOUT LE MONDE.

Etant de père en fils d'une vertu austère,
On se préservera du poison de Cythère

Ici, nous n'avons qu'à répéter ce que tout le monde sait. Les simples inspirations du bon sens indiquent la chasteté base essentielle des préservatifs naturels. La chasteté donne la force de volonté avec laquelle on lutte victorieusement contre la séduction des passions; elle nous fait repousser, avec mépris, l'idée d'essayer ou d'imiter les exemples impudiques des êtres qui se livrent à la sensualité, nous fait fuir les pervers prôneurs de la volupté, nous préserve infailliblement d'énerver ou d'épuiser les fonctions de nos organes, nos facultés physiques par des jouissances illusoires prématurées, qui amènent inopinément la satiété, les infirmités, la décrépitude et la mort!!!

parce qu'il faut attendre que la nature ait mûri les organes multiplicateurs, pour obéir en temps opportun à ses décrets, relativement à la propagation de l'espèce. Il faut donc attendre l'âge de majorité, avec la condition d'être issu de parens bien conformés, sains de corps et d'esprit; et que soi-même exempt de difformités, on jouisse librement des facultés qui signalent la vigueur et la santé. Quand ces vertus existent évidemment dans les futurs conjoints, alors ils peuvent, avec sécurité, contracter les liens conjugaux, observant, en outre, d'user modérément des droits nuptiaux, prenant pour auxiliaires la fidélité, la tempérance et la propreté.

Ceux qui se conduiront ainsi, ne seront jamais ravagés de contagion siphilitique. Pour récompense de leurs bonnes mœurs, ils vivront sainement, agréablement et longuement; ils auront la joie ineffable de transmettre pareil bonheur à leur postérité, d'autant mieux consolidée, que par une éducation bien dirigée ils inculqueront successivement à leurs enfans, l'habitude des principes et des vertus sus-énoncés. (*Voyez l'Avis aux deux Sexes, page* 2.)

IMPRIMERIE DE LE NORMANT, RUE DE SEINE, N° 8.

www.ingramcontent.com/pod-product-compliance
Ingram Content Group UK Ltd.
Pitfield, Milton Keynes, MK11 3LW, UK
UKHW022155190726
13855UKWH00004B/1492

9 782013 583213